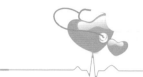

老年高脂血症患者的
自我管理与教育

党爱民　总主编

张　炜　党爱民　主　编

中国科学技术出版社
·北　京·

图书在版编目（CIP）数据

老年心血管疾病患者的自我管理与教育 . 老年高脂血症患者的自我管理与教育 / 党爱民总主编；张炜，党爱民主编 . -- 北京：中国科学技术出版社，2022.8

ISBN 978-7-5046-9631-1

I . ①老… II . ①党… ②张… III . ①老年病—心脏血管疾病—诊疗 ②老年病—高血脂病—诊疗 IV . ①R54 ②R589.2

中国版本图书馆 CIP 数据核字（2022）第 093961 号

《老年心血管疾病患者的
自我管理与教育》编委会

总 主 编　党爱民

副总主编　杨　旭　吕纳强　张　炜
　　　　　赵　杰

编　　　委（按姓氏笔画排序）
　　　　　王　昊　王林平　巩秋红
　　　　　吕纳强　刘晋星　李甲坤
　　　　　杨　旭　张　炜　季胤泽
　　　　　郑黎晖　赵　杰　赵　晟
　　　　　袁建松　顾莹珍　党爱民

《老年高脂血症患者的
自我管理与教育》

主　　　编　张　炜　党爱民

目 录
CONTENTS

开　篇
高脂血症的自我管理与教育——您的健康处方

1. 未病先防，已病防变——老年人从关爱自我做起

高脂血症，是成年人群中较为常见的内科疾病之一。高脂血症的筛查较为简单，通过静脉采血检验血脂即可。单纯高脂血症患者常无明显症状，其导致的严重不良后果是缓慢发生的，不能因为当前没有症状就忽视对它的治疗。未病先防

是指在疾病未发生之前，做好各方面的预防，以防止疾病的发生。已病防变，是指疾病已经发生，则应力求做到早诊断、早治疗，防止疾病的发展。所有疾病的治疗，都是越早越好，以便将疾病消灭在萌芽状态。高脂血症也不例外。未患高脂血症者，平时需清淡饮食，适当运动，避免肥胖与超重。患有高脂血症者，除了上述注意事项外，必要时需服用降脂药物，把血脂降到目标值。人到老年，机体的器官组织形态和功能都发生了退行性变化，血脂的代谢功能也有所减退，患高脂血症的风险增高。老年人应多关爱自己，定期监测血脂水平，并从心理调节、饮食调养、起居调摄、运动保健等多方面进行养生保健。

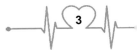
2. 高脂血症您了解多少

高脂血症这个疾病绝大多数人都听说过，但是除了专业人士，很少有人对其有充分的认识。

高脂血症是内科常见的慢性疾病之一。近30年来，中国人群的血脂水平逐步升高，血脂异常患病率明显增加。2012年全国调查显示，中国成人血脂异常总体患病率高达40.4%。可见，高脂血症在人群中非常普遍。单纯高脂血症的患者常无明显症状，以至于很多人没有认识到它的危害。其实，它是导致动脉粥样硬化的主要危险因素之一，可以称得上是"隐形的杀手"。

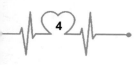

3. 高脂血症自我管理——最好的医者是自己

如今越来越多的人意识到，保持健康，医学不过是其最后防线，生命品质更多维系在自己手中。其实，中医早就提倡"三分治、七分养"，国外亦有"一盎司的预防胜过一磅的治疗"的说法。高脂血症，是与饮食及生活习惯有密切关系的疾病。因此，通过健康的饮食和生活方式，比如清淡饮食、戒酒、维持理想体重等，我们可以在很大程度上预防高脂血症的发生和发展。如果高脂血症的患者已经开始服用降脂药物，那么，血脂是否已经降到理想范围？药物是否对身体产生损害？患者还需定期复诊，把自己身体的反应告诉医生，必要时需抽血化验血脂水平及其他指标，才能更好地实现自我健康管理。俗话说"最好的医生是自己"，这正是对生命规律和健康追求的深刻总结。

4. 高脂血症自我教育——从认识疾病开始

高脂血症对我们健康的危害很大。如何才能更好地预防和治疗高脂血症呢？首先要充分认识这种疾病，了解高脂血症的定义、形成的原因、如何筛查、对身体的危害以及治疗方法及如何监测等。只有这样，我们才能采取有针对性的措施，真正做到知己知彼、百战不殆。

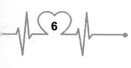

5. 解密高脂血症

高脂血症是体内脂类代谢紊乱导致血脂水平增高的一种疾病。某些胆固醇可直接参与动脉粥样硬化的形成，并由此引发因动脉粥样硬化而导致的一系列心脑血管疾病，与中风、心肌梗死、心脏猝死、糖尿病、高血压、脂肪肝等疾病的发生密切相关，是动脉粥样硬化的主要危险因素之一。血脂是指血液中所含的脂类，一定范围内的血脂不但无害，还是人体需要的基本物质。人体内的脂肪物质，是体内所必需的主要能量来源，并且还参与机体细胞、组织的正常结构和功能的许多代谢过程。比如，脂肪是人体内各种细胞膜的成分之一，参与组织修复过程；血脂是合成某些激素、

维生素 D 和胆酸的重要原料。但是，
若体内的脂肪过剩，在其他损伤因
素的协同作用下，会沉积在动脉血
管壁内，产生粥样硬化斑块，使血
管腔逐渐变窄或阻塞，引起所供血
的组织器官缺血或梗死（图 1）。

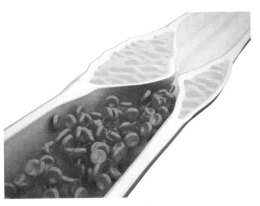

图 1　动脉粥样硬化引起狭窄

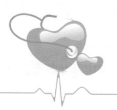

第一章
血脂

1. 什么是血脂

要认识高脂血症，我们需要清楚什么是血脂。血脂是血清中的胆固醇、甘油三酯（TG）和类脂（如磷脂）等的总称。与临床密切相关的血脂主要是胆固醇和甘油三酯。血脂含量虽只占全身脂类总量的极小一部分，但外源性和内源性脂类物质都需经血液运转于各组织之间。因此，血脂含量可以反映体内脂类代谢的情况。血脂不溶于水，所有的血脂都和蛋白质结合成脂蛋白才能溶于血液。这就好比不会游泳的人只有坐上了船，才能在江河中来去自由。脂蛋白根据密度分为乳糜微粒（CM）、极低密度脂蛋白（VLDL）、低密度脂蛋白（LDL）、高密度脂蛋白（HDL）。

2. 什么是"好胆固醇"

　　脂蛋白也有好坏之分。高密度脂蛋白胆固醇（HDL-C）可以将人体内多余的胆固醇运输到肝脏，加工为胆汁酸排出体外，避免过多的脂肪在血管壁沉积。因此，HDL-C可以清除血管内的垃圾，俗称"血管清道夫"。HDL-C是一种抗动脉粥样硬化的血浆脂蛋白，对我们的血管有保护作用。在一定范围内，

HDL–C 的水平越高，患动脉粥样硬化的风险越低。因此，我们形象地把 HDL–C 称为"好胆固醇"。

3. 什么是"坏胆固醇"

所谓的"坏胆固醇"主要是指低密度脂蛋白胆固醇（LDL–C）。它携带胆固醇到血管，引起过多的脂蛋白沉积在血管壁，形成小米粥样的动脉粥样硬化斑块。这些斑块日积月累，体积逐渐增大，造成相应动脉狭窄，引起心绞痛、头晕等症状；如果斑块不稳定发生破裂，还会形成血栓堵塞相应动脉，引起急性心肌梗死、脑中风等疾病。现已证实，LDL–C 及其所携带的胆固醇升高是引起冠心病、脑血管狭窄、下肢动脉闭塞等心脑血管和外周血管疾病的"罪魁祸首"。

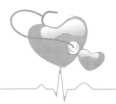

第二章
认识高脂血症

1. 什么是高脂血症

血清中胆固醇和 / 或甘油三酯升高，在医学上称为"高脂血症"，也就是老百姓常说的"高血脂"。这里的胆固醇主要指总胆固醇（TC）和低密度脂蛋白胆固醇（LDL-C），但实际上血脂异常也包括高密度脂蛋白胆固醇（HDL-C）降低在内的各种血脂异常。当您拿到血脂的化验单时，主要关注上述指标。血脂异常是动脉粥样硬化性心血管疾病发生、发展的重要因素之一。由于低密度脂蛋白胆固醇引起心血管危害的证据最为充分，因此，低密度脂蛋白胆固醇水平成为临床医生重点关注的血脂指标。

2. 高脂血症分为几类

临床上高脂血症分为四类，分别是高甘油三酯血症、高胆固醇血症、低高密度脂蛋白血症和混合型高脂血症。其中，心血管医生最关注的是胆固醇水平，尤其是低密度脂蛋白胆固醇水平。但甘油三酯的水平过高，也会产生相应危害，对身体健康产生不利影响。

3. 高脂血症有哪些危害

有人认为，血脂高但没有任何不适，可以不用治疗。这种观点是极其错误的。高脂血症对身体的损害，具有隐匿性、进行性、全身性的特点。

首先，多余的脂质在全身血管内皮沉积，和其他心血管危险因素（如高血糖、高血压、吸烟等）一起引起动脉粥样硬化。随着动脉粥样硬化程度的加重，血管逐渐发生狭窄，狭窄达到一定程度则可能会引起心肌、脑组织等组织器官的缺血，从而发生动脉粥样硬化性心血管疾病（ASCVD）。比如，冠状动脉狭窄到一定程度（即冠心病），会引起心肌缺血、心绞痛；肾动脉严重狭窄时可导致高血压、肾功能不全、肾萎缩、尿毒症；脑动脉狭窄时可能会引起头晕、耳鸣、听力下降等。脂质斑块一旦溃破还会形成血栓，堵塞相应动脉，导致心肌梗死、脑梗等严重问题。动脉粥样硬化的发生和发展需要相当长的时间，因此绝大多数单纯高血脂患者并无任何症状和异常体征，但对身体的伤害已悄悄地发生及发展。

其次，高脂血症还可引起脂肪肝、肝硬化、胆石症、胰腺炎等其他系统疾病，危害非常广泛。例如，高脂血症患者血液中脂质含量较多，可能会影响胆汁的分泌，久而久之，胆囊就会发生病变，甚至会累及胰腺，导致胰腺炎的发生。

4. 高脂血症有哪些原因

人为什么会得高脂血症呢？其

中的原因比较复杂。第一类原因是先天性因素，即与遗传有关，可能与单个基因突变或多个基因突变的叠加效应有关。由于基因突变所致的高脂血症多具有家族聚集性，有明显的遗传倾向，特别是单一基因突变者，故临床上通常称之为家族性高脂血症。由于从出生开始，胆固醇水平就非常高，患者早发冠心病的风险明显高于一般人群。

　　第二类原因是继发于其他疾病、不良生活方式。例如继发于肾病综合征、甲状腺功能减退、肝脏疾病、骨髓瘤等。如果生活方式不健康，如长期高脂、高糖饮食（图2），缺乏运动，肥胖，过度饮酒等，也容易患上高脂血症。除了极少数单基因突变导致的明显血脂升高，其他大多数是多个基因与环境因素相互

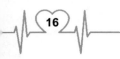
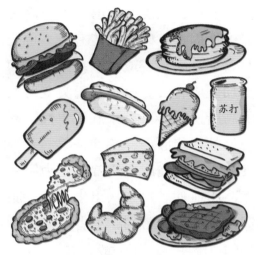

图 2　高脂、高糖食品

作用的结果。

5. 其他疾病会引起高脂血症吗

有许多疾病可能会引起高脂血症，如肥胖、糖尿病、甲状腺功能减退症、肾病综合征、肾功能衰竭、阻塞性黄疸、糖原累积病、多发性骨髓瘤、精神性厌食症、生长激素缺乏、脂肪萎缩病、急性卟啉病、急性胰腺炎和高尿酸血症等。而临床上较为常见的是肥胖、糖尿病、甲状腺功能减退症、肾病综合征、急性胰腺炎和高尿酸血症等，这些疾病和高脂血症常互相影响，促进彼此的发生和发展。

6. 高脂血症有哪些表现

单纯高脂血症患者，通常没有明显症状。当动脉粥样硬化进展到一定程度时，则会表现为相应器官缺血的症状，如心绞痛、心肌梗死、脑卒中等。当甘油三酯明显增高时，还有引起急性胰腺炎的可能，这时会表现为腹痛、恶心、呕吐等症状。

少数单一基因突变引起的家族性高脂血症患者，因出生后胆固醇即处于超高水平，可能会出现一些特有的征象，如皮肤黄色瘤（图3），表现为机体的肘关节伸侧、膝关节、手掌等处出现黄色的疣状赘生物；脂性角膜弓，角膜周边出现脂质的沉积。此外，这类患者早发心血管疾病的风险明显增高，甚至在儿童时期即出现明显的心绞痛、心肌梗死、脑卒中等心脑血管疾病。

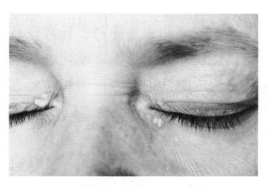

图3　皮肤黄色瘤

7. 老年人血脂异常有哪些特点

人类总胆固醇（TC）和低密度脂蛋白胆固醇水平在 20～25 岁以后逐渐升高，男性在 50～60 岁进入平台期，而女性由于更年期激素的作用，TC 水平在绝经后快速增长，平台期出现在 60～70 岁。随着年龄增长，组织器官衰老，老年人生理性老化常与病理性老化并存，常同时患有多种慢性病。老年血脂代谢紊乱常同时合并高血压、糖尿病、糖耐量异常、超重、肥胖等多种动脉粥样硬化性心血管疾病危险因素，并共同促进了动脉粥样硬化性心血管疾病如冠心病、脑卒中、慢性肾脏疾病等的发生、发展，增加了死亡风险。这是老年血脂异常的主要特点。在应用降脂药物时，也应该根据老年人的生理特点、肝肾功能情况、合并用药的情况，选择合适的药物。

8. 如何判断老年人血脂异常

血脂异常通过血液生化化验中血脂的数值来判断。主要依据是甘油三酯（TG）、总胆固醇（TC）、低密度脂蛋白胆固醇（LDL-C）、高密度脂蛋白胆固醇（HDL-C）的水平。老年人高脂血症的诊断标准同一般成年人。TG、TC、LDL-C 高于参考值范围，HDL-C 低于参考值范围属于高脂血症。需要注意的是，并非化验单上没有箭头就没有高脂血症，因为 LDL-C 在心血管疾病不同风险患者中有不同的参考值范围。举例来说，患有冠心病的患者和健康人群血脂的参考值范围是不同的。患者应该咨询医生，由医生帮助判断属于哪种程度的心血管疾病风险人群，这样才能准确地获知自己LDL-C数值是否高于参考值范围。

9. 消瘦和吃素的人会不会得高血脂呢

瘦人只代表他身体的脂肪含量低于胖人，并不代表他有同样低的血脂水平。也就是说，脂肪并不等同于血脂。血脂是血浆中的脂质，包括中性脂肪（甘油三酯和胆固醇）和类脂，而不是机体的脂肪组织。高血脂通常指的是血浆中胆固醇和/或甘油三酯升高。虽然胖人中高脂血症发生率高很多，但不代表瘦人的血脂就一定正常。一部分瘦人，如果有甲状腺功能减退、糖尿病、肝肾疾病等，都会影响其血脂代谢，也会引发高脂血症。

素食就是绝对的健康吗？现在很多商家推出的所谓"营养素食"，虽然没有肉类，但为了保持食物的美味，往往用了比较多的食用油，而且一些豆制品都采取油炸、油煎的烹饪方式，一份食物中反倒会有更多的油脂摄入。所以，素食人群的高脂血症患者，同样需要注意油脂摄入量。食物的摄取对血脂有影响，但自身的血脂代谢也同样重要，所以即使是素食人群，同样有血脂过高风险。

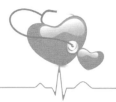

第三章
高脂血症的治疗

1. 什么情况下需要进行药物治疗

血脂异常治疗的目标不仅仅是血脂水平下降，最终目的还是防治患者动脉粥样硬化性心血管疾病（ASCVD）的发生、发展，降低死亡率，改善患者的预后。因此，医生会根据ASCVD风险而不是完全依据患者血脂水平来确定是否需要进行降脂治疗。建议患者至专科医生处就诊，医生会根据综合情况来判断患者的心血管风险，以及是否需启用降脂药物治疗。有些患者听说降血脂药物可能会有不良反应，加上自己没有不适症状，在应该采用降脂药物的情况下却不同意用药，这是非常错误的。

无论是否使用降脂药物，生活方式的改变，比如低脂、低糖饮食，减重、适当运动等都是高脂血症患者治疗的基本措施。这些常被患者忽略的措施其实非常重要。

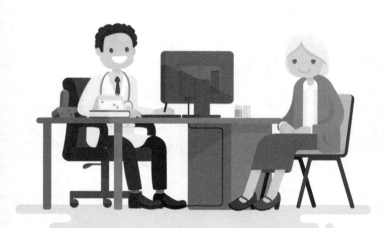

2. 血脂要控制到多少

大家现在都已认识到，高脂血症的危害很大，那么，血脂应该控制到什么水平呢？降脂治疗的目标值因人而异。由于低密度脂蛋白胆固醇（LDL-C）在 ASCVD 发生发展中起着核心作用。因此，临床医生最关注的指标是 LDL-C，这也是我们降脂治疗干预的主要靶点。LDL-C 降到多少算达标呢？国内外的许多血脂防治指南都明确建议根据患者的风险来进行分层，根据不同危险分层采取不同的目标值。例如,《中国成人血脂异常防治指南（2016 年修订版）》中建议，对于中低危患者，LDL-C<3.4mmol/L 达标；对于高危患者，LDL-C<2.6mmol/L 达标；而对于极高危的患者，LDL-

C<1.8mmol/L 才算达标。最近有国外指南指出，对于极高危患者，患者应控制 LDL-C<1.4mmol/L。由此可见，不同人群，LDL-C 的目标值差异巨大。举例来说，对于具有明确患有冠心病、曾经得过心肌梗死、冠状动脉植入过支架、进行过冠状动脉搭桥手术等情况的极高危患者，不是吃了降脂药就万事大吉，而应该定期复查，请医生帮忙判断自己血脂水平是否已经达标，是否需要调整降脂药物的种类、剂量或联用其他药物来帮助血脂达标。

3. 有哪些降血脂的药物

临床上调血脂的药物虽然很多，但大体上可分为两大类：①主要降低胆固醇的药物；②主要降低甘油三酯的药物。其中部分调脂药物既能降低胆固醇，又能降低甘油三酯。主要降低胆固醇的药物包括他汀类药物、胆固醇吸收抑制剂（依折麦布）、普罗布考、胆酸螯合剂、药物前蛋白转化酶枯草溶菌素 9 型（PCSK9）抑制剂。主要降低甘油三酯的药物包括贝特类、烟酸类和高纯度鱼油制剂。其中，他汀类为最常用的降胆固醇药物，他汀类药物可以降低 LDL–C 和增加 HDL–C 的浓度，除此之外还有抗炎、稳定斑块、改善内皮细胞功能以及抑制免疫反应等效应，是国内外指南中推荐的一线药物。国内外有许多大型研究证明应用他汀类药物可以改善 ASCVD 患者的预后，也是这类患者治疗的基石。目前国内临床上常用的他汀类药物有辛伐他汀、普伐他汀、氟伐他汀、阿托伐他汀、瑞舒伐他汀和匹伐他汀等。近期我国上市的 PCSK9 抑制剂是新型的强效调脂药物，主要降低胆固醇，与他汀类药物合用或单独应用，可用于家族性胆固醇血症以及一部分高危患者或不能耐受他汀类药物的患者。

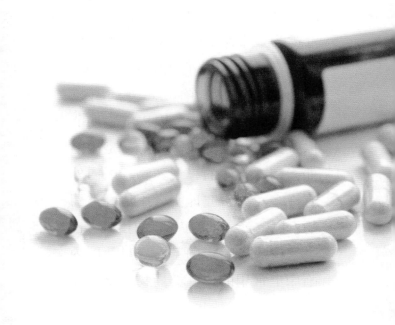

4. 有哪些降血脂常用中药

我国自主知识产权的现代中药——血脂康，疗效比较确切，不良反应较少，成分中含有天然他汀，1.2g 血脂康胶囊约含 10mg 洛伐他汀。其他降血脂中药临床和基础研究资料所见甚少，结果也不一致，难以重复，安全性和疗效尚待进一步验证。

5. 服用降脂药物的"四不要"

（1）不要因担心不良反应而不敢服用降脂药物

所有药物都可能有不良反应，不存在 100% 安全的药物。药物的说明书上会把可能出现的所有情况都列出。他汀类药物最常见的不良反应是肝功能损害和肌肉损伤。的确有极少数人可能会出现不良反应，但是只要定期监测，有不适症状（包括上腹不适、食欲不振、肌肉无力、肌肉疼痛等）出现时去医院就诊，我们就可以及时发现不良反应。如果肝酶或肌酸激酶指标达到一定数值，医生会让患者停药，绝大多数患者停药后指标和症状会很快好转，之后可更换其他类型的他汀类药物。是否服用某种药物的根据是获益/风险比，获益大，风险小，那么这种药物就应该服用。

（2）已经服用降脂药物，不要忘记仍要定期检查

上文提到，患者的降脂治疗目标值因人而异，千万不要认为吃上降脂药物就万事大吉。部分患者服用他汀类药物后血脂仍然没有达标，

对于这些患者，尤其是心血管风险较高的患者，需要根据其血脂的水平和患者的其他危险因素联合他汀类药物以外的降脂药物，使血脂尤其是 LDL-C 达到理想水平，延缓 ASCVD 的发生和发展。除了血脂水平监测，复查血液指标也可以帮助我们发现药物不良反应，及早减量应用他汀或更换其他降脂药物，避免对我们的健康造成损害。

（3）不要随意自行停用降脂药物

服用降脂药物一段时间后，如果医生判断您的 LDL-C 水平确实已经达标，说明降脂药物发挥了疗效，血脂水平目前比较理想。血脂达标的前提是患者服用了降脂药物。高脂血症的发生是因为患者对血脂的代谢异常，病因并没有被除去。如果停药，血脂水平很可能反弹。而且，他汀类药物不仅仅是用来降脂的，它还有降脂以外的重要作用，如抗炎、抗氧化、稳定粥样硬化斑块等。停药对患者尤其是 ASCVD 高危、极高危患者的防治有不利影响。他汀类药物应长期应用，如能耐受应避免随意停药。

（4）患者血脂没有达标，不要随意增加他汀剂量

任何一种他汀剂量倍增时，LDL-C 进一步降低幅度仅为约 6%，即所谓"他汀疗效 6% 效应"。吃过多他汀不但不会使血脂明显降低，还可能带来不良反应。因此，如果他汀应用到较大剂量而血脂仍然不能达标时，我们需要联合应用其他类型降脂药物，而不是随意增加他汀类药物剂量。

6. 什么时间服用降血脂药更合适

由于胆固醇合成酶有昼夜节律，肝脏在夜间合成胆固醇的能力最强，大约晚上 12 点合成达到高峰，因此建议大部分他汀类药物应在晚间或临睡前服用。服药后经过人体吸收代谢，正好在晚上 12 点左右发挥最佳疗效，从而最大限度抑制胆固醇的合成。但是，药物半衰期长的他汀类药物例外，可在一天内任一时间服用，且不受进食影响。

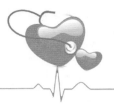

第四章
高脂血症常见并发症的管理

1. 高脂血症并发高血压的管理

（1）怎样自我识别

血脂异常者，需经常测量血压，如血压经常高于 140/90mmHg，说明患者合并高血压。我国高血脂合并高血压患者人数众多，当前我国高血压患者近 2.45 亿人，根据国内的一项研究，我国高血压患者合并血脂异常比例超过 60%，而根据

《中国心血管病报告（2013年）》，我国血脂异常患者合并高血压的比例也高达50%。因此，这"两高"常常相伴出现。高血压和高胆固醇血症是独立的致病因素，又存在一定的相互作用，共同促进动脉粥样硬化的发生与发展。在高血压、高胆固醇血症的相互作用下，动脉粥样硬化病变不断进展，最终由亚临床状态进展为具有临床意义的动脉粥样硬化性心脑血管疾病，发生心脑等重要脏器缺血。

（2）有哪些治疗方法

这部分患者的调脂治疗应根据不同危险程度确定调脂目标值。《高血压患者血压血脂综合管理中国专家共识（2019）》建议，对于高血压合并高脂血症的患者，应首先进行风险评估以设定LDL-C的目标值，然后进行降压、降胆固醇联合治疗。调脂治疗能够使多数高血压患者获得很好的疗效，特别是在减少冠心病事件方面可能更为突出。对于高血压人群，他汀与降压药物联合应用，可使患心血管疾病的风险显著下降。

（3）生活调护注意事项

合理地安排日常生活，树立正确、有规律的生活习惯，注意劳逸结合。患者在日常饮食中，一定要注意控制食盐的摄取量，同时还要多吃新鲜的蔬菜和水果，多摄取膳食纤维，这些都能够有效地控制血压，还可以防止便秘。另外，患者还要多吃一些奶制品和豆制品，这些食物中含有丰富的钾元素，对原发性高血压具有很好的治疗效果。患者每日坚持进行有氧锻炼，每天保证进行 30 ~ 60 分钟中等强度的有氧运动，如慢跑、快走、太极拳、健身操、骑自行车等。值得注意的是，在运动中一定要适当地休息，不要过度劳累。患者要每天测量自己的血压，加强对自身血压的管控。因为患者同时有高脂血症，除了低盐饮食，还应注意低脂清淡饮食，少吃油炸、油煎等油腻食品。除了积极降压，还应及早配合降脂治疗。因为降压和降脂同时进行，不但能使血压易于降至正常，更有利于预防冠心病和脑卒中。

2.高脂血症并发 ASCVD 的管理

（1）怎样自我识别

高脂血症是 ASCVD 重要的致病因素之一，高脂血症的患者如合并心绞痛、心肌梗死、脑卒中、因下肢动脉粥样硬化性狭窄或闭塞引起走路时下肢肌肉疼痛，或因动脉狭窄行介入治疗、冠脉搭桥术等，即属于并发 ASCVD 患者。调脂治疗在 ASCVD 患者中具有非常重要的地位。ASCVD 患者属于极高危患者，需更加积极进行降脂治疗。目前调脂治疗的目标主要是使 LDL-C<1.8mmol/L 和 / 或 LDL-C 的水平至少比原来降低 50% 以上。国外有指南甚至建议这类患者 LDL-C 水平应该控制于 1.4mmol/L 以下。这类患者应服用强效他汀类药物，降脂需达标，且应持续达标，长期服用。

（2）有哪些治疗方法

ASCVD 患者常用的药物包括抗血小板药（阿司匹林、氯吡格雷、替格瑞洛等）、他汀类药物、硝酸酯类药物（硝酸异山梨酯、单硝酸异山梨酯等）、β受体阻滞剂（倍他乐克、比索洛尔等）。除这些药物之外，病情需要时可以进行介入治疗［如球囊扩张、支架植入手术（图4）］和外科手术治疗（如冠状动脉搭桥手术）。但无论采取何种治疗方式，他汀类药物都是需长期坚持服用的基本药物。如果应用他汀联合依折麦布都不能使血脂达标，或者患者对他汀不耐受，可以应用PCSK9抑制剂。

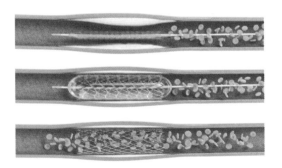

图4　支架植入手术

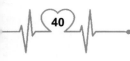

（3）生活调护注意事项

高脂血症已合并 ASCVD 的患者，要注意休息，避免劳累，不要做剧烈运动，可以根据自己的病情做力所能及的运动，比如散步、游泳、打太极拳、慢跑等，以不感觉到疲劳和不适为度。饮食要注意清淡，避免饱餐，吃七八分饱即可，因为吃得过饱也会加重心脏的负担。注意吃容易消化的食物。注意保持好心情，少与他人争执，避免情绪起伏过大。保持大便通畅，必要时可应用通便药物。生活规律，避免熬夜。

3. 高脂血症并发糖尿病的管理

（1）怎样自我识别

当高脂血症的患者两次或两次

以上静脉空腹血糖 >7mmol/L，或餐后 2 小时静脉血糖 >11.1mmol/L，则为高脂血症合并糖尿病的患者。我国有研究表明，近 80% 的糖尿病患者合并血脂异常。高脂血症合并糖尿病患者的血脂异常主要表现为甘油三酯升高，HDL-C 降低，LDL-C 升高或正常。糖尿病患者是 ASCVD 的高危人群，即使在糖尿病早期，就已经出现了大血管的病变。因此，这类患者 ASCVD 的风险非常高，更

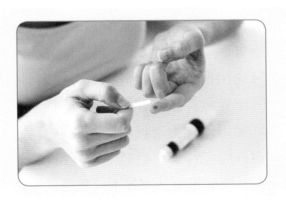

要加强对血脂的管理。糖尿病患者除了调节饮食、改善生活方式，还应积极启动药物治疗。

（2）有哪些治疗方法

高脂血症合并糖尿病的患者应积极控制血脂和血糖水平。患者应至内分泌专科就诊，采用饮食控制，必要时降糖药物治疗，将血糖降至理想水平，同时避免低血糖的发生。根据患者的 ASCVD 风险分层确定降脂目标。高危的患者 LDL-C 应控制于 <2.6mmol/L，极高危的患者 LDL-C 水平应控制于 <1.8mmol/L。所以，患者除控制好血糖外，应积极应用他汀类药物。如合并高甘油三酯血症伴或不伴 HDL-C 降低者，可采用他汀类与贝特类药物联合应用，但应特别注意监测有无肝酶升高、肌酸激酶升高等不良反应发生。

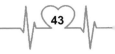

（3）生活调护注意事项

患者需要多掌握糖尿病及高脂血症的知识，低糖低脂饮食，尽量选择无糖或低糖食品、高纤维食物，如粗粮、纤维素含量高的蔬菜，控制热量过多，戒烟限酒。缺乏锻炼也会引起人体内血糖升高，因此要适量运动，比如慢跑、打太极、骑自行车，这些运动都有助于提高免疫力，降低血糖，同时还应避免超重及肥胖。要遵医嘱按时服药，不要擅自停药、换药，定期复查。注意调节情绪，避免精神紧张或心理压力过大。

4. 高脂血症并发脂肪肝的管理

（1）怎样自我识别

腹部超声报告上，可以看到有

些患者患有脂肪肝（图 5），于是经常有患者就此推断出自己患有高脂血症，这是真的吗？高脂血症与脂肪肝之间到底有什么关联？患有脂肪肝是否就意味着患有高脂血症？肝脏是脂类物质合成、代谢的主要场所，脂类物质在肝脏过度蓄积而导致脂肪肝。某项研究统计发现，高脂血症患者占所有脂肪肝患者的一半以上，说明脂肪肝的发生与血脂的水平有密切联系。近年来，由

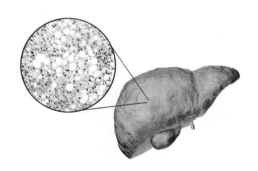

图 5　脂肪肝

于人们生活水平和生活方式的改变，摄入的食物中含脂质物质过多、饮酒量过多、熬夜、不注意锻炼等种种因素，导致脂肪肝和高脂血症的发病率呈逐年上升趋势。高脂血症作为导致脂肪肝的重要因素，可促进脂肪肝的发生与发展，且主要与高甘油三酯相关。高脂血症组与血脂正常组相比，脂肪肝的检出率明显升高。

（2）有哪些治疗方法

肝脏是一个代谢旺盛的器官，在人体内有着非常重要的作用。它在人体内蛋白质的合成，激素等物质的灭活，脂质的代谢过程中起到了至关重要的作用。高脂血症和脂肪肝经常"携手作案"，在高脂血症患者中，脂肪肝的发病率远远高于普通人；脂肪肝的人也常合并各类高脂血症，这两种病形成一个恶性循环。高血脂增加了肝脏代谢的负担，久而久之影响了肝功能；而肝功能低下又使脂类代谢能力降低，更易导致血脂异常，使脂类大量沉积于肝细胞而形成脂肪肝，并引发更为严重的肝脏疾病问题。高脂血症合并脂肪肝的患者应采取综合性的治疗措施。如果脂肪肝患者能够很好地控制自身的血脂水平，减少从外界摄入的脂质的含量，加快体内脂质的分解，那么加上肝脏自身对脂肪的代谢能力，脂肪肝是可以被逆转的。重度脂肪肝患者等已经明显影响到肝脏功能的患者，必要时需要在医生指导下服用药物，来辅助肝功能的恢复。患者的情况好转之后应继续进行饮食的控制、戒烟限酒及坚持体育锻炼。

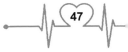

（3）生活调护注意事项

高脂血症常常合并脂肪肝，患者之所以会患上脂肪肝，大多是摄入营养过剩，通俗讲就是吃得太好、摄入太多，已经超过了机体的正常需要。于是机体就会把这些东西沉积在肝脏，从而导致了脂肪肝。所以，对于这类患者，不仅饮食上要合理搭配，补充足量的蛋白质，低糖饮食，戒烟戒酒，少吃过于油腻的食物，控制脂肪的摄入，还要进行适当的体育锻炼，如游泳、散步、骑自行车和打乒乓球等有氧运动。它们能增加能量消耗，促进脂肪分解，减轻体重、减少腹部肥胖。因长期酗酒、酒精中毒所致的酒精性脂肪肝患者应戒酒。这样才能够达到预防或消除脂肪肝的目的。

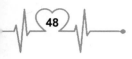

5. 高脂血症并发肾病的管理

（1）怎样自我识别

流行病学显示，慢性肾脏疾病（CKD）的全球患病率从 1990 年到 2016 年增加了 87%。通常我们可以通过血液生化中的指标血肌酐，以及简单的公式（包括体重、血肌酐、年龄等几个指标）计算出的肌酐清除率来估算肾脏功能。高脂血症合并 CKD 非常普遍。CKD 患者随着肾功能下降，往往会出现脂质代谢异常，表现为总胆固醇、LDL-C 升高，HDL-C 降低，此外肾病综合征的患者，大量蛋白尿、低蛋白血症会引起肝脏代偿性合成血脂增加，从而引起高脂血症。高脂血症可能也是引起 CKD 的原因之一，并参与其发生发展；反过来，肾损害也影响着脂质代谢。大多数 3～5 期的 CKD 患者有混合性血脂异常，3～5 期 CKD 的患者为 ASCVD 高危或极高危患者。CKD 患者合并血脂异常时，调脂治疗十分重要。除了改变不良生活方式、限制高胆固醇饮食的摄入，绝大多数患者需要进行药物治疗。

（2）有哪些治疗方法

对于非透析依赖的 CKD 患者，使用他汀类或他汀 / 依折麦布联合治疗是合适的。根据分子基团的不同，不同的他汀可能会有一定的异质性。可首选主要经肝脏途径清除的他汀类药物（氟伐他汀、阿托伐他汀和匹伐他汀），并注重个体化；原则上起始以低 - 中等强度他汀治疗作为基石，不达标者则联合使用依折麦布。终末期 CKD 患者应适当减少剂量。对于肾移植患者，应小剂量启动，小心滴定，谨慎对待潜在的药物间相互作用，尤其是环孢霉素的作用。

（3）生活调护注意事项

CKD 患者在饮食上应注意低盐、低脂、优质蛋白。注意适量运动，但应避免劳累，注意休息。预防感冒，避免感染。慎用药物（包括中药），以减少对肾脏的损害。每天喝充分的水并及时排尿，避免肾脏结石。当出现腹泻、呕吐、进食较差的情况时需注意补充液体，以免出现血容量不足引起急性肾衰。

当出现咽喉、扁桃体等上呼吸道炎症时，应尽快在医生指导下采用抗生素彻底治疗，避免链球菌感染加重肾脏疾病。积极控制高脂血症。

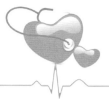

第五章
高脂血症日常调护

1. 如何调整饮食降血脂

　　血脂异常与饮食有密切关系，饮食治疗是血脂异常治疗的基础措施之一。无论是否采取药物治疗，都必须长期坚持控制饮食。在满足每日必需营养和总能量需要的基础上，尽量保持清淡饮食，减少油脂摄入，多进食新鲜蔬菜及水果。脂肪摄入应优先选择富含 n-3 多不饱和脂肪酸的食物（如深海鱼、鱼

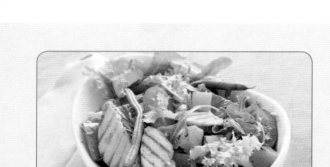

油、植物油）。建议每日饮食应包括25～40g膳食纤维，摄入碳水化合物占总能量的50%～65%，碳水化合物应以谷类、薯类、全谷物为主。

2. 哪些饮食可以降低血脂

日常饮食中，不少食物都对降血脂有帮助。菌类，如香菇、木耳。

苦荞茶，除了具有荞麦的营养价值，还有独特的保健功能。苦荞麦中含有一种特殊的类黄酮物质——芦丁，这种物质能维持血管壁的正常透性与脆性，软化血管，有促进伤口愈合、抗过敏、消炎、止咳、平喘、降血脂的作用。食用适量的水果、蔬菜、水溶性纤维有利于降低胆固醇。含水溶性纤维的食物有豆类、枣、草果、无花果、干梅子、花椰菜、燕麦麸等。魔芋中也含有大量的水溶性纤维。大蒜具有降血脂和预防动脉硬化的作用，并能有效防止血栓形成。经常食用大蒜，能够对心血管产生保护作用。洋葱是极少数含有前列腺素 A 的蔬菜，前列腺素 A 是一种较强的血管扩张剂，能够软化血管，降低血液黏稠度，增加冠状动脉血流量，促进引起血压升高的钠盐等物质的排泄，因此既能调节血脂，还有降压和预防血栓形成的作用。因此，经常食用洋葱，对心血管也有保护作用。

3. 如何吃出营养，吃出健康

人一生（按70岁计）吃掉的食物总量（包括饮水）约60吨，平均进餐75000次。我们注定要和食物相伴终生。如此大量的食物进入人体，足以在一定程度上影响人的健康走向。因此，我们应该也必须了解食物、研究食物。人体的能量来源于食物中的糖类（一般包括主食类）、脂肪和蛋白质。人类需要的营养物质还包括维生素、水、微量元素和膳食纤维等。我们需注意摄入富含这些营养物质的饮食。

进食时应该细嚼慢咽，食物只有经过充分的研磨并变成小分子的物质，其营养才能易于被吸收。坚硬的食物容易损伤食管黏膜，为了健康，我们应该进食软烂容易消化的食物。同时，还应注意不要进食温度太高的食物，食物温度高，容易烫伤口腔及食管黏膜，增加自己的痛苦。也不要进食太冷的食物，否则胃会发出抗议，而且容易造成消化不良。进食应有规律，有节制，不要暴饮暴食。

4. 四季饮食有讲究

我们的一日三餐，看似简单，实则很有学问。例如一年四季，时令不同，哪些季节吃哪些食物，颇有一番讲究。安排合理，适时进食对身体大有裨益，如果不明了各类食物的特点和营养结构，胡吃乱喝，非但不会有好处，可能还会对身体造成不必要的伤害。

（1）春季膳食宜养肝

春天阳气上升，万物萌生，人体新陈代谢开始旺盛，正是调养身体五脏的好时机，尤其是肝脏需调息生养。饮食宜选甘甜及温性的食物，以清淡可口为佳。忌酸涩、油腻及生冷。温性食品有利于保护阳气，辛甘之品可助春阳之气，如葱、姜、香菜等均可多食，但不宜食大热及过度辛辣之食物。春季里尤其提倡多食新鲜蔬菜，如胡萝卜、花菜、白菜、青椒等。寒凉油腻之物容易损伤脾阳，应该少食。一般不主张在春天服用补药及服用过多的补品，清淡爽口的饮食更利于春季养生。

（2）夏季膳食勿杂乱

夏天阳光照射强，气温偏高，人的消化功能较弱，饮食的调节应着眼于清热消暑，健脾益气。因此，饮食上宜选择清凉爽口、少油腻易消化的食物。酷暑盛夏，出汗过多常口渴，宜多饮白开水。适当吃一些冷食可帮助体内散发热量，补充水分及维生素，起到清热解暑的作用，如西瓜、绿豆汤、杨梅汤等，但切忌因贪凉而暴饮暴食，易使胃肠道受寒滞而引起疾病。

（3）秋季膳食增进补

秋燥易伤津液，故秋天饮食要注意保护阴液，滋阴润肺。宜"少辛多酸"，宜多食核桃、芝麻、糯米、蜂蜜、乳品等，可以起到滋阴润肺、养血生津的作用，也对我们的身体大有裨益。天气渐寒时，饮食还要适当多以温食为主，少食寒凉之物。秋季蔬菜和水果品种繁多，可根据自身喜好选择适当的蔬菜和水果。秋季肉肥味美，蔬菜瓜果种类齐全，是最佳进补季节。因此，秋天的膳食原则是科学搭配、适量进食，既要易于消化吸收，又要营养滋补。

（4）冬季膳食宜温热

冬天气候寒冷，饮食宜温热，饭菜应有一定量的肉类，同时注意多摄取蔬菜，如多吃萝卜、菠菜、油菜、豆芽、大白菜等。冬季不宜食用坚硬、生冷食物，否则易伤脾胃。但也不可过食燥热食物，如各种烧烤。冬季饮食的基本原则是保阴潜阳，甲鱼、藕、白木耳、核桃、芝麻等物都是有益的食品。冬季晨起宜食热粥，晚餐应适当控制饮食。

5. 外出就餐需要注意什么

同学聚会、朋友聊天，甚至是和客户沟通都有可能会去外面的餐馆。餐馆里的饮食虽然可能比家里的饭菜味道好，但往往油脂和盐都会比较多。因此，专家建议尽量减少在外用餐的次数。即使非去不可，在点菜的时候，要注意少点煎炸食物，除了肉类食品，还应该点一些豆腐、青菜和水果沙拉作为配餐，保证营养均衡。

6. 烟酒会升高血脂吗

答案是肯定的。

（1）酒中含有的乙醇，对血脂

代谢会产生一系列影响。大量饮酒可抑制脂蛋白酯酶活性，使肝脏合成极低密度脂蛋白增多，血中极低密度脂蛋白清除速度减慢，甘油三酯水平升高、加速动脉粥样硬化。除此之外，大量饮酒还会直接损害肝细胞，酿成肝硬化。且可刺激胃肠黏膜引起糜烂、出血，甚至发生癌变。

（2）吸烟是心脑血管疾病的主要危险因素之一，可能通过多种机制促进动脉粥样硬化的发生，其中吸烟导致的脂代谢变化起着重要的作用。烟草中含有多种化合物，与冠心病有关的主要是尼古丁和一氧化碳。动物实验已证实烟草中尼古丁和一氧化碳可升高甘油三酯。此外，吸烟与血清 HDL-C 水平呈负相关。当血液中的"好胆固醇"HDL-C

下降时，可减少"坏胆固醇"从动脉壁上的消除，使"坏胆固醇"聚集在动脉壁中，加速动脉硬化的发展，从而使患冠心病的危险性增加。经过大量流行病学研究，现已公认：停止吸烟，冠心病危险度迅速下降。尽管冠心病在较大的年龄时才表现出来，但预防却必须从早期开始。特别是早期去除吸烟等危险因素，对预防冠心病有重要意义。

7. 减重行动起来

　　肥胖有很多危害。它不仅影响形体美，而且会给生活带来不便。更重要的是肥胖可引起关节软组织损伤、生殖能力下降以及心理障碍、心脏病、糖尿病、动脉粥样硬化、脂肪肝、胆结石、水肿、痛风等。肥胖还可能增加心血管疾病的危险，可能并发睡眠呼吸暂停征，并且影响消化系统、内分泌系统的功能，增加癌症发生的风险。可以说肥胖是万症之源。目前常用体重指数（简称 BMI）来反映肥胖程度，又译为体质指数。具体计算方法是 BMI= 体重 / 身高 ^{2}（kg/m^2）。中国人的 BMI 标准，BMI 值为 "24" 是中国成人超重的界限，BMI 值为 "28" 是肥胖的界限；男性腰围≥85cm，女性腰围≥80cm 为腹部脂肪蓄积的界限。为了健康，超重或肥胖的患者应积极减重。体重减下来了，许多患者高血脂、高血压、高血糖的病情应该会得到缓解。

8. 如何科学地制订运动计划

规律而适量的运动是预防血脂异常的有效措施，其中的关键是解决如何安排运动量的问题。高脂血症患者在锻炼前应进行全面的体检，以排除各种可能的合并症或并发症，以此确定自己的运动量。健康者及无严重合并症的高脂血症患者均可参加一般的体育锻炼。合并有糖尿病、轻度高血压和无症状型冠心病及肥胖的患者，可在医生指导下，进行适量的运动。高脂血症合并严重的心血管疾病时应尽量减少运动量或在医疗监护下进行运动。体育锻炼应采取循序渐进的方式，不应操之过急。运动量的大小以不发生身体不适，如心悸、呼吸困难或心绞痛等为原则。运动疗法必须要有足够的运动量并长期坚持。只有达到一定运动量，对血脂才能产生有益的作用并减轻肥胖患者的体重。总之，持之以恒、科学的锻炼计划对高脂血症患者是非常重要的。

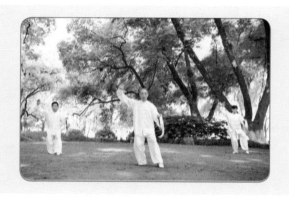

（北京协和医学院"双一流"临床医学学科建设子项目）